LE
CHOLÉRA-MORBUS,

SES CAUSES, SA MARCHE,

SES SYMPTOMES ET SON TRAITEMENT,

D'APRÈS LES FAITS OBSERVÉS EN 1832 ET 1849,

PAR

H. CHOMET,

Docteur en Médecine de la faculté de Paris, Membre de la Société
Médicale de l'Allier, ex-membre de la Société de Médecine
du 5me arrondissement, etc., etc.

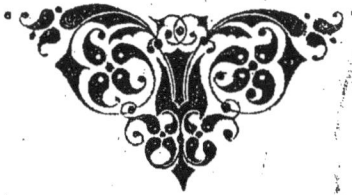

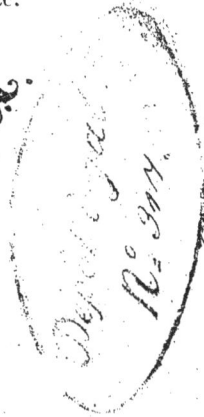

PRIX : 75 CENTIMES.

PARIS;

GERMER-BAILLIÈRE, RUE DE L'ÉCOLE DE MÉDECINE, 17.

MOULINS,

P.-A. DESROSIERS, IMPRIMEUR-LIBRAIRE.

———

1849.

LE CHOLÉRA-MORBUS,

SES CAUSES, SA MARCHE,

SES SYMPTOMES ET SON TRAITEMENT,

D'APRÈS LES FAITS OBSERVÉS EN 1852 ET 1849.

§ I.

COUP-D'OEIL GÉNÉRAL SUR LES ÉPIDÉMIES.

Nées le plus ordinairement au milieu des peuples les moins avancés en civilisation, mais ne ménageant pourtant pas toujours les nations civilisées, les maladies épidémiques ont été de tout temps l'objet des études et des recherches des médecins et des philanthropes. S'étendant en général de l'est à l'ouest, du sud au nord, elles ont presque toutes pour point de départ l'Asie et l'Afrique.

Dans les XIIᵉ, XIIIᵉ, XIVᵉ, XVᵉ et XVIᵉ siècles, de nombreuses maladies épidémiques, connues sous le nom général de peste, décimèrent souvent les populations d'Europe. Depuis ce temps, elles semblaient avoir complètement disparu, quand au commencement de notre siècle, on les vit renaitre en grand nombre. Sans en faire ici le dénombrement, indiquons sommairement celles qui, depuis vingt ans, s'abattirent sur la France.

Pendant l'été de 1829, et au commencement de

1830, une maladie singulière dans sa marche ,
dans ses effets, et dans sa durée, attaqua la classe
ouvrière et une partie de la garnison de Paris. Peu
meurtrière, quoique très-répandue , elle portait
son action sur les extrémités ; elle y procurait des
démangeaisons insupportables et des douleurs
quelquefois atroces. Cette maladie reçut le nom de
Chiropodalgie et *d'Acrodynie.*

A la fin de la même année et au commencement
de 1831, une affection catarrhale , la Grippe rem-
plaça l'acrodynie. Cette maladie , qui régna pendant les XIVᵉ, XVᵉ, XVIᵉ et XVIIᵉ siècles , reparut
à l'époque que nous signalons , en même temps
qu'une ophtalmie, la *Cocotte.*

La grippe frappa les trois quarts de la popula-
tion parisienne, sans égards au sexe, à l'âge, aux
conditions sociales.

Au mois de mars 1832, le choléra-morbus asiatique apparut parmi nous d'une manière si brusque
et si inattendue, grandit si promptement, tua si
subitement, que la frayeur et le désespoir inspi-
rèrent des actes dignes des temps de barbarie.
Des bruits d'empoisonnement avaient donné lieu à
des scènes sanglantes, et le mal s'étendant comme
un sombre nuage, sur un grand nombre de départements, fit retentir d'un bout de la France à
l'autre un long cri de désespoir.

Pendant le mois de février 1833, le *typhus* se
déclara dans le port de Toulon. Les deux bagnes
flottants infestés furent aussitôt mis en séquestre,
et remorqués en petite rade. Toute communication

avec la terre fut interrompue, et l'on eut alors la tardive consolation de voir s'arrêter une maladie qui déjà avait fait bien des victimes.

Au mois d'avril de la même année, la grippe reparut à Paris, suivit la même marche qu'en 1831, sans acquérir plus de malignité.

Dans les mois de juin, de juillet et d'août, une *ophtalmie* cruelle prit le caractère épidémique. Les classes peu aisées de la société furent seules atteintes. On eut à déplorer de fâcheux accidents. Beaucoup de malades perdirent un œil ; un grand nombre devint complètement aveugle.

La variole, la rougeole, la scarlatine, ne tardèrent pas à se montrer à leur tour. Elles ne se bornèrent pas aux enfants; des adultes en furent frappés et succombèrent. Dans l'espace de trois mois, plus de deux cents individus entrèrent à l'hôpital des enfants malades. Ce chiffre était énorme, car l'on sait que les parents ne portent leurs enfants dans les établissements publics, que lorsqu'il y a complication et danger. Sur ce nombre, on eut à enregistrer beaucoup de décès.

Le mois de septembre fut signalé par une nouvelle apparition du choléra-morbus. Moins générale cette fois-ci qu'en 1832, la maladie sembla frapper exclusivement les ouvriers récemment arrivés dans la capitale, logés dans des quartiers malsains, exerçant des métiers durs et pénibles, ou livrés aux excès ou aux privations de toute espèce.

Les mois d'octobre et de novembre furent funestes aux départements de l'Indre et d'Indre-et-Loire. Les maladies épidémiques s'y succédèrent avec une grande rapidité. Le choléra, la rougeole, les oreillons, la coqueluche, laissèrent partout des traces de leur passage.

A peine ces maux avaient-ils cessé, que la scarlatine se déclara avec une violence peu commune.

En 1834, une maladie qui ne laissa pas que de faire beaucoup de victimes, régna épidémiquement à l'hospice de la Salpétrière, à Paris.

La cholérine revint au mois d'août. Elle ne fut ni moins forte, ni moins générale qu'elle ne l'avait été deux ans auparavant. Madrid était envahi par le choléra; Bilbao comptait mille décès en seize jours !!

Trois ans s'étaient écoulés, les varioles, les rougeoles, les scarlatines avaient seules régné épidémiquement, et l'on pouvait espérer un temps de calme et de répit, quand tout-à-coup la grippe reparaît en 1837, avec ses nombreux symptômes, ses nombreuses variétés. Paris devint un vaste hôpital.

La maladie gagna les provinces ; elle s'étendit sur un grand nombre de départements.

Les années qui suivent voient éclore et s'évanouir des épidémies moins fréquentes, il est vrai, mais assez meurtrières dans quelques départements.

Les maladies éruptives, la rougeole, la suette, la coqueluche, le croup, les dyssenteries, les fièvres typhoïdes vinrent tour à tour et simultanément, porter parmi nous la terreur et la mort.

En 1847, les départements de la Côte-d'Or, de la Mozelle, du Jura, de l'Aisne, du Loiret, de la Manche, de la Mayenne, de la Nièvre, de la Seine-Inférieure, sont ravagés par des épidémies de fièvres typhoïdes, de fièvres bilieuses, de suette milliaire, de fièvres intermittentes, d'angines couënneuses et de grippes.

En 1848, différents cantons du département de l'Allier sont attaqués par la dyssenterie et les parotides. Et la cholérine et le choléra envahissent de nouveau la France et l'Europe en 1849.

Capricieuses dans leur marche, variables dans leur durée, toutes les épidémies de même nature ont présenté à peu près le même mode d'invasion. Elles ont seulement varié dans leur intensité, suivant le climat où elles se développaient.

Une seule, le choléra, a conservé sous toutes les latitudes et dans tous les pays, la même violence, la même gravité. Aussi meurtrier en Russie qu'en Espagne, en Allemagne qu'en Italie, en Angleterre qu'en France, il n'a perdu aucun de ses caractères en passant dans le Nouveau-Monde. Attaquant les peuples les plus différents par les mœurs et par les habitudes, frappant de tous côtés sans distinction de caste ou de race, il n'a cessé ses coups qu'après avoir fait d'innombrables victimes. Suspendant quelquefois sa marche, il reparaissait ensuite plus intense et plus implacable, couvrant ainsi d'un funèbre linceul les pays qu'il visitait.

Presque toutes les maladies épidémiques offrent, chez les individus qu'elles frappent, des périodes régulières. Période de début ; période d'accroissement ; période de déclin et de terminaison. Plusieurs présentent des bizarreries singulières. Ici les femmes sont particulièrement attaquées ; là ce sont les hommes. Tantôt les individus dans la force de l'âge et de la santé sont spécialement emportés par le fléau ; d'autres fois les vieillards et les sujets cacochymes et débiles succombent seuls au mal. Ici la maladie est meurtrière lors de son apparition, et devient innocente à son déclin ; là, c'est le contraire. Tantôt enfin elle sévit avec fureur dans une localité, quand elle est bénigne dans une autre. Quelquefois elle envahit une province, la décime et disparaît sans retour ; d'autres fois elle produit les mêmes ravages, disparaît pour revenir ensuite, et prend pour ainsi dire dans le pays, ses lettres de naturalisation ; alors et c'est le plus ordinairement, elle est moins dangereuse, moins meurtrière qu'avant son acclimatement.

Le choléra-morbus est également meurtrier et terrible dans toutes ses périodes ; il tue sans distinction le plus grand nombre de ceux qu'il attaque, et quand il s'abat sur un pays ou sur une province, il n'en sort qu'après avoir fait d'épouvantables ravages.

En temps d'épidémie, toutes les autres maladies revêtent, pour ainsi dire, le caractère épidémique. L'individu qui vient d'éprouver un refroidissement serait en d'autres temps pris d'une fluxion de poitrine ; celui qui serait soumis à une gastrite, à une entérite, ou à une fièvre tierce ou quarte, est pris au contraire des symptômes de l'affection régnante. Au moment où j'écris, tous les malades, et ils sont nombreux, soumis à mon observation, éprouvent soit des nausées, des vomissements, de la diarrhée ou des crampes, bien qu'ils ne soient pas atteints du choléra.

Comment expliquer ces particularités et ces bizarreries singulières ? A quelles causes rapporter ces maladies ?

Avide de connaître, désireux de donner des explications, l'esprit humain s'est, de tout temps, exercé à découvrir les causes des maladies en général, des maladies épidémiques en particulier.

Dans les temps d'ignorance et de superstition, on les considérait comme des manifestations de la colère céleste, ou de la puissance infernale des mauvais génies ! On les regardait comme la conséquence des phénomènes géologiques merveilleux et terribles, tels que les éruptions volcaniques, les tremblements de terre; ou comme le résultat des phénomènes astronomiques, l'apparition des comètes ou des météores. Plus tard, le progrès éclairant la science, fournit des explications plus simples et plus naturelles. Les variations atmosphériques, les miasmes, les effluves, les émanations pestilentielles, les vents, la chaleur, le froid, furent tour à tour accusés d'être la cause du mal. La météorologie, la géologie, l'astronomie jouèrent alors le rôle principal.

Ce serait nier les progrès de l'esprit humain, nier complètement la science, tomber dans l'erreur

la plus nuisible, que de prétendre que ces sciences
n'ont jeté aucune lumière sur les causes prédisposantes, efficientes ou occasionnelles des épidémies.
Mais sont-elles vraiment l'*ultima ratio* de leur développement? On sait bien par exemple, pour citer
quelques faits, que l'épidémie qui régna à Paris,
lors de la construction du canal de l'Ourcq, eut pour
cause la filtration et la corruption des eaux de ce
canal, puisque la maladie cessa quand le fond de
celui-ci fut convenablement réparé. L'épidémie de
Barcelone, en 1820, reconnut pour cause certaine
les émanations élevées d'un fort vieux et mal soigné
qui borde cette ville à l'est. Les fièvres intermittentes des marais Pontins et de la campagne de
Rome (voir ma topographie médicale de Rome),
tiennent évidemment aux émanations méphytiques
des eaux marécageuses, et à la nature imperméable
du sol. La peste d'Orient est intimement liée à la
malpropreté du pays; et pour en revenir au choléra, c'est sur les rives marécageuses du delta du
Gange qu'il a pris naissance; mais en quoi consistent ces émanations et ces effluves, ces miasmes
et ces influences? Voilà ce que nous ne savons pas,
ce que nous ne saurons jamais. Néanmoins, il est
bien incontestable aujourd'hui que les lois de l'hygiène bien observés dans un pays, mettent ce pays
à l'abri de ces nombreuses maladies. Aussi à mesure que la civilisation et l'aisance des peuples
augmenteront, les maladies épidémiques diminueront en fréquence et surtout en intensité.

Dessécher les marais, cultiver les terres, don-

ner aux eaux un écoulement convenable, nettoyer
et laver les villes et les villages, éviter l'entasse-
ment dans les maisons, aérer les habitations;
donner aux peuples de bonnes institutions, intro-
duire dans les classes déshéritées le bien-être et la
satisfaction personnelle, faire enfin de bonnes
lois d'hygiène, c'est de la part des gouvernements
travailler plus utilement au bonheur des peuples,
c'est acquérir plus sûrement des garanties d'*ordre*,
puisque ce mot est à la mode aujourd'hui, que de
les leurrer de trompeuses promesses, ou d'espérances décevantes.

§ II.

CHOLÉRA-MORBUS.

Le choléra-morbus asiatique est une des maladies
les plus cruelles et les plus terribles du cadre
nosologique. Envahissant tous les pays, sans ex-
ception, attaquant tous les individus sans distinction d'âge, de sexe, ou de tempérament, il offre des
symptômes tellement graves et tellement caracté-
ristiques, qu'il ne peut être méconnu, quand une
fois il a été observé.

Inconnu en Europe jusqu'au XIXᵉ siècle, il se
montrait bien à l'état sporadique, mais il ne prit
jamais le caractère épidémique.

La France soumise, dans le moyen-âge, à tant
d'épidémies cruelles, n'en eut jamais d'aussi violentes et d'aussi meurtrières que celles de 1832 et

de 1849. Nous, médecin, combattant de cette époque, nous conservons vivants et palpitants de douloureux et tristes souvenirs.

Partant du delta du Gange, son berceau, le choléra suit l'une et l'autre rive du fleuve, s'étend sur les différentes contrées de l'Inde, pénètre en Perse, et se manifeste, en 1822 et 1823, sur les bords de la Méditerranée, en Syrie. Après un temps d'arrêt, il se remet en marche, envahit l'Europe; se déclare à Moscou, en 1830; à Saint-Pétersbourg et à Varsovie, en 1831; à Paris et à Londres, en 1832; à Madrid et à Palerme, en 1834 et 1835; s'étend sur toutes les capitales, et gagne le Nouveau-Monde.

Disparu de nos contrées depuis quinze ans, il n'était plus question de ce terrible fléau, quand les années 1848 et 1849 le virent éclore de nouveau.

Capricieux dans sa marche, le choléra s'abat sans distinction sous toutes les latitudes et sur toutes les localités. Déjouant toutes les prévisions de la science, il se fixe, tantôt sur les lieux qui semblent les plus salubres, tantôt il épargne les localités qui paraissent les plus malsaines. Quand il se manifeste dans une province, il peut respecter quelques-unes des localités placées, soit au centre, soit aux extrémités des pays envahis. Apparaissant brusquement, frappant à l'improviste les points qu'il a choisis, il jette parmi les peuples qu'il décime, la stupeur et la mort.

En 1832, le 25 mars, Paris se réveilla malade. Un orage venait d'éclater, le vent était froid, la température basse, l'humidité grande; le tonnerre,

la neige et la grêle se succédaient sans relâche ;
l'air était chargé d'électricité, et un malaise général
s'empara de toutes les personnes nerveuses. Le
choléra était au milieu de Paris ; des milliers de
malades succombèrent dès les premiers jours.
L'effroi était universel. Développée sous ces influences atmosphériques, la maladie fut rapportée
à ces variations de température. Le froid et le
brouillard furent regardés comme cause du choléra;
mais quand on apprit qu'à Bilbao , en Espagne ,
l'épidémie s'était déclarée dans des conditions tout
opposées , il fallut bien chercher d'autres causes.
A Bilbao, en effet, le thermomètre marquait 124°
au thermomètre de Fareinheit (51° centigr.) « Le
« vent était tellement chaud, écrivait alors un
« médecin du pays , qu'en tournant au coin d'une
« rue, en rencontrant un courant d'air, il semblait
« qu'une quantité d'eau grasse tombait sur le
« visage. » Malgré ces différences dans la température, il faut cependant reconnaître que les variations de l'atmosphère ont une grande part dans le
développement ou dans la manifestation de la maladie. En 1832 , les vicissitudes atmosphériques
furent fréquentes. La chaleur excessive succédait
au froid le plus intense, et l'humidité remplaçait la
sécheresse. D'épais brouillards , puis des pluies
continuelles , des aurores boréales, des météores
lumineux se succédent sans interruption ; et des
comètes, des éclipses apparaissent et disparaissent
tour-à-tour. En consultant mes notes prises à cette
époque, je vois que la maladie redouble d'intensité

et de fureur à chaque orage qui éclate. En 1849 ,
les choses se passent différemment. La mortalité
décroît, quand la chaleur excessive de l'année est
diminuée momentanément par des pluies acciden-
telles. Puis l'épidémie reprend sa marche et pré-
sente ses infinies variations. Que ces vicissitudes
de l'atmosphère , que ces phénomènes météorolo-
giques soient ou ne soient pas la cause efficiente ou
productrice du choléra, peu importe , au demeu-
rant; mais qu'il aient une influence marquée sur
l'accroissement ou sur la diminution de la maladie,
cela est incontestablement prouvé. L'air est certainement le véhicule qui nous porte le principe morbifique, et l'électricité de l'atmosphère joue aussi
dans sa manifestation un rôle important.

En quoi consiste ce principe morbifique? réside-
t-il comme on l'a avancé en 1832, dans un essaim
d'animaux microscopiques voltigeant en bataillons
serrés et s'abattant sur les individus? ou bien
réside-t-il dans un miasme voyageant dans l'espace,
analogue aux nuages qui portent la grêle ? la maladie n'est-elle enfin qu'une névrose ou plutôt un
trouble général du systême nerveux? Voilà ce que
nous ne savons pas précisément, ce que nous ne
saurons probablement jamais! Nous sommes ré-
duits à des conjectures, forcés à faire à cet égard
des hypothèses.

Néanmoins, en considérant la marche et les effets
de la maladie , sa coïncidence avec les variations
de l'atmosphère , nous penchons à lui reconnaître
pour cause, un miasme développant de l'électricité

et portant, dans toute l'économie, un trouble fonc-
tionnel général. Voyons, en effet, comment procède
le mal. Telle ville est attaquée, quand telle autre
qui en est très-rapprochée est exempte. Deux localités sont frappées, et la localité intermédiaire est
ménagée. La maladie se développe dans un pays,
en attaque le centre, ménage les extrémités, et
décime les habitants d'un quartier, quand elle
épargne ceux du quartier voisin. Franchissant, dans
ses pérégrinations vagabondes, des distances infinies, elle choisit en quelque sorte le lieu de son
séjour, laissant intacts des points intermédiaires
entre son point de départ et son point d'arrivée.
Se comportant à peu près de même qu'un nuage
chargé de grêle, qui court et s'abat ici, pour aller
se reformer ailleurs, le nuage cholérique passe sur
telle ou telle localité, fond sur telle autre, pour
aller envahir d'autres points. Ces phénomènes se
reproduisant sans cesse, amènent des effets semblables ou analogues. Les différences, s'il y en a,
s'expliquent par l'état géologique particulier du
sol. Nous savons, en effet, que la position géogra-
phique du pays, exerce une influence incontestable
sur sa constitution médicale ; et qu'à chaque nature de terrain correspondent des propriétés médicales différentes, et une aptitude spéciale à favoriser
le développement de telle ou telle maladie. Ainsi
pour le dire en passant, je ne doute pas que la peste
d'Orient, ne reconnaisse la même cause que la
fièvre jaune aux Antilles, ou que les fièvres intermittentes des marais Pontins.

En temps d'épidémie, tous les individus résidant dans la localité frappée, ressentent , avons-nous dit déjà, à des degrés différents, l'influence morbide. Que cette influence soit produite par la constitution de l'atmosphère et par l'électricité ; par les miasmes ou par d'autres causes ; elle est suffisante pour porter dans tout le système de notre machine le trouble et le désordre. Elle modifie , altère ou pervertit les fonctions animales ; détruisant l'harmonie générale , sans laquelle il n'y a jamais santé , elle engendre ou une indisposition légère, ou une maladie grave. La gravité de l'affection sera d'autant plus prononcée que les individus attaqués seront plus sensibles , moins forts pour réagir contre le principe morbide, et que l'harmonie vitale , si je puis ainsi dire , sera moins solide.

Dans les épidémies de 1832 et de 1849 ; personne ou presque personne n'a été soustrait à l'influence cholérique. Tous éprouvaient, à des degrés différents , de la lassitude dans les membres, de la pesanteur de tête, des insomnies, de l'inappétence, des dérangements dans les fonctions digestives , tous les phénomènes, en un mot , précurseurs du choléra-morbus. Je sais bien qu'il y a des cas où la maladie se déclare d'emblée, et d'une manière foudroyante , et il n'y a pas trois mois, qu'une jeune fille de 25 ans succomba sous mes yeux, en quatre heures, à une attaque de choléra ; mais ces cas sont extrêmement rares, et parmi les milliers de cholériques à qui j'ai donné mes soins en 1832, je n'ai vu que cinq ou six malades frappés si soudainement.

Première période. — Cholérine.

Quand le choléra attaque un individu, outre les
malaises que nous venons de signaler tout-à-l'heure,
on observe les symptômes suivants : pesanteur ou
douleur de tête, étouffement ou simple difficulté de
respirer. Les forces physiques et morales sont de
beaucoup diminuées ou complètement abattues. Le
creux de l'estomac est le siége d'un sentiment de
pesanteur, de chaleur ou de douleur, que les malades comparent à celle que produirait dans cette
région une *barre*. La peau est chaude, le pouls
plein, fort et vibrant. Des sueurs plus ou moins
abondantes mouillent tout le corps. Quelques vagues
douleurs se font ressentir dans le ventre; il y a des
gargouillements dans les intestins, quelquefois du
dévoiement. Souvent aussi, des fourmillements
dans les mains et dans les pieds précèdent les
crampes.

Tous ces symptômes qui caractérisent la maladie
connue sous le nom de CHOLÉRINE, ne sont rien
autre chose que la première période du choléra.

Abandonnée à elle-même, la cholérine, en temps
d'épidémie, ne guérit *presque* jamais seule. Elle
empire au contraire et mène droit au choléra. Si,
au contraire, le malade qui l'éprouve est soumis au
traitement que nous indiquerons plus bas, il voit
presque toujours s'amender et disparaître tous ces
symptômes.

Dans la grande épidémie de 1832, et dans celle

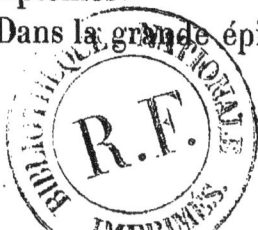

2

qui désole actuellement encore notre malheureuse France, j'ai guéri dans cette période un grand nombre de malades qui, s'ils n'eussent pas réclamé les secours de l'art, eussent été inévitablement et nécessairement frappés par le choléra.

Deuxième période.—Algide.

Quand le malade, sans s'inquiéter des phénomènes décrits précédemment, continue son régime et ses travaux ordinaires, il ne tarde pas à sentir s'aggraver tous les symptômes. La peau, d'abord chaude, se refroidit peu à peu, elle se couvre d'une sueur glacée, elle perd son élasticité et conserve longtemps les plis qu'on y fait. La peau des mains, surtout à l'extrémité des doigts, est livide, plissée, macérée comme au sortir d'un bain. Les crampes contractent violemment les muscles des mollets et des jambes. Les urines sont peu abondantes ou complètement supprimées, et des douleurs de reins viennent encore s'ajouter aux autres douleurs.

Le dévoiement et le vomissement augmentent en fréquence et en intensité; et les matières rejetées, de bilieuses et de stercorales qu'elles étaient, deviennent blanchâtres comme de l'eau de riz, floconneuses, ou semblables, ainsi que le disent quelques malades, à de la raclure de chair décolorée. La langue devient froide; la soif est vive et inextinguible; la voix est cassée, presqu'éteinte; l'air expiré est glacé; les yeux enfoncés dans leurs orbites sont entourés d'un cercle noir et livide;

l'effilement du nez, la saillie des pommettes, la couleur bleue ou violette du visage, donnent au malade un aspect qui permet de reconnaître un cholérique au premier coup-d'œil.

Au milieu de cet effrayant ensemble de symptômes, le malade conserve souvent toute sa lucidité d'esprit ; il assiste à sa cruelle agonie. N'ayant de voix que pour demander du soulagement à ses souffrances, cherchant, mais vainement à étancher sa soif dévorante, il pousse de temps en temps des cris arrachés par la douleur.

Cette période de la maladie est désignée par les médecins sous le nom de *période algide* ou de cyanose. C'est la plus triste, la plus effrayante pour les assistants, la plus dangereuse pour le malade, qui est en ce moment un véritable cadavre vivant et parlant encore.

Réclamant toute la sollicitude du médecin et toutes les ressources de l'art, le cholérique ne doit jamais être abandonné, même dans les dernières phases de la maladie ; car j'en ai vu, et en grand nombre, sortir en quelque sorte de la tombe, et recouvrer la vie et la santé, qu'on eût pu croire à jamais perdues. Redoublez au contraire d'efforts, multipliez les soins, relevez le courage du malade, inspirez-lui de la confiance, car le moral sera pour la guérison un puissant auxiliaire.

Troisième Période.—Réaction.

Si la force vitale, jusqu'alors comprimée par la maladie, reprend un peu d'activité et d'énergie, sous l'influence des médicaments et des soins patiemment prodigués, le malade revient peu à peu à la vie. Oh! alors le triste et désolant tableau que nous avions sous les yeux, est remplacé par un autre bien opposé. Au refroidissement général, succède la chaleur; la peau reprend sa force d'élasticité ; le pouls se relève graduellement et sensiblement; les traits du visage se raniment, revêtent une expression moins cadavérique ; le vomissement et le dévoiement, sans cesser tout à fait, diminuent sensiblement. La respiration se régularise ; les urines reprennent leur cours ; les crampes cessent à leur tour ; et le malade calme et tranquille semble véritablement ressusciter. Il entre dans la période dite de réaction.

Malgré cette grande amélioration, et ce sensible amendement dans les symptômes, ne vous laissez pas aller à une aveugle confiance, car tout danger n'est pas passé. Le malade réclame encore vos soins.

La réaction si elle est trop prompte, trop forte, ou trop longtemps prolongée, peut déterminer dans les membranes du cerveau, dans les organes pulmonaires, digestifs ou autres, des congestions fâcheuses. C'est surtout quand dans la période algide, on a employé inconsidéremment les stimulans alcooliques, l'opium à haute dose, qu'il faut redouter ces congestions.

Dans cette épidémie de 1849 surtout, épidémie dans laquelle les alcooliques, les stimulans et les opiacés ont été employés jusqu'à l'abus, la période de réaction a été fallacieuse et souvent fatale. Le mieux qui succédait à la période algide était de courte durée; et au milieu des plus heureuses espérances, la mort venait apporter de cruels mécomptes. Nous dirons à l'article traitement, de quelle manière se passent les choses.

En général, la période de réaction, tout en offrant souvent de véritables dangers, est pourtant d'un heureux présage. Elle est, en effet, un mode de terminaison de la maladie; elle est une période de convalescence. Bien dirigée, elle mène presque toujours à la guérison, à la santé; mais elle réclame encore des soins minutieux et bien entendus.

Telles sont, dans la majorité des cas, les périodes bien distinctes du choléra-morbus. Dans quelques cas, cependant, ces périodes se confondent ou se succèdent avec une telle rapidité, qu'elles ne laissent pas le temps de les observer, et qu'elles entraînent, en peu d'heures, le malade au tombeau. Le choléra est alors foudroyant. Le traitement doit être aussi rapide que la maladie; malheureusement, dans ce cas, il triomphe rarement du mal.

§ III.

Nous arrivons maintenant à la partie la plus importante et la plus difficile de notre travail. La variété des moyens employés dans le traitement du choléra-morbus, démontre d'une manière péremptoire, l'intérêt qu'on avait à guérir une maladie si grave et si meurtrière.

Lors de la première invasion, en 1832, l'épouvante fut terrible, la confusion fut grande, mais le traitement reçut bientôt une prompte et solide organisation..

Dupuytren, Broussais et M. Magendie, dirigeaient d'une main puissante les intelligences médicales d'alors; ils empêchaient de naître l'anarchie à laquelle nous assistons malheureusement en 1849.

Nous qui avons été témoin de toutes les luttes ardentes et passionnées de cette grande époque de 1832, nous qui avons eu le bonheur de suivre les savantes leçons de ces hommes de génie, nous nous rappelons nos premières incertitudes, mais aussi notre marche et nos succès dans notre pratique à Meaux, département de Seine-et-Marne, où nous avions été envoyé pour donner des soins aux nombreux cholériques qui encombraient l'hôpital et les maisons particulières.

Dans les premiers moments de la panique universelle, nous avons eu comme nos maîtres et nos confrères, nos indécisions et nos scrupules ; mais l'expérience, ce grand livre ouvert à tous les hommes de bonne foi et d'observation, n'a pas tardé à nous fixer, et à nous montrer ce que valent les théories les plus séduisantes et les leçons les plus brillantes. Aussi, c'est avec un sentiment profond d'étonnement et d'effroi, que nous voyons, dans l'épidémie actuellement régnante, se prolonger dans le corps médical, les incertitudes et les tâtonnements dans le traitement du choléra.

C'est avec douleur que nous voyons paraître et disparaître aussitôt ces innombrables formules et ces remèdes réputés infaillibles ou prétendus souverains. Tous ces remèdes, pour la plupart empiriques, tant vantés et si haut préconisés, ont-ils fait avancer la science ? ont-ils guéri beaucoup de malades ? Hélas non, mille fois non ; ils ont jeté dans le corps médical la confusion et l'indécision ; ils ont soulevé dans l'esprit des malades de préjudiciables appréhensions.

En peut-il être autrement, je le demande, quand l'intérêt personnel se met à la place de l'intérêt général, et quand l'amour-propre l'emporte sur tout autre sentiment? Jetons donc un coup-d'œil rapide sur la plupart de ces méthodes tant vantées, et soumettons à l'analyse critique et raisonnée tous ces remèdes tant préconisés.

La méthode de traitement qui a prévalu généralement en 1849, a été la méthode stimulante et excitante. Les boissons toniques et alcooliques ont joui, et jouissent encore d'une grande faveur. Les liqueurs spiritueuses, les vins généreux, ont eu et ont encore de nombreux partisans, et les teintures de toute espèce, les mixtures de toute composition, ont trouvé dans la presse d'ardents prôneurs. Etudions quelques-unes de ces formules, analysons quelques-uns de ces traitements, et voyons les services qu'ils peuvent rendre ou qu'ils ont rendus.

La mixture de Strogonoff, composée de teinture de valériane, de noix vomique, d'arnica, d'essence de menthe, etc., a été administrée de demi-heure en demi-heure, à la dose de 15, 20, 25 gouttes, dans un petit verre de vin généreux. Les essences et les teintures les plus irritantes, je dirai même les plus corrosives, ont trouvé dans un médecin, M. de Block, un audacieux partisan. La potion de ce médecin se compose d'huile essentielle de menthe poivrée, de teinture de canelle et d'esprit de vin, dans des proportions vraiment effrayantes. Cette potion administrée à la dose d'une cuillerée à café, tous les quarts d'heure, brûlerait et cautériserait les lèvres dans l'état sain. Mais selon l'inventeur, elle est à peine sentie par le malade ! S'il en est ainsi, je demanderai à mon tour en quel état se trouveront les organes de la digestion, quand le malade sera sorti de la période algide, quand il aura repris ses forces?

Quelquefois, c'est l'huile essentielle de menthe poivrée, que conseille le médecin ; alors il administre de cinq à dix gouttes de ce remède dans une cuillerée ordinaire d'eau-de-vie ou de genièvre. On fait prendre une dose pareille, à une demi-heure d'intervalle, jusqu'à ce que la réaction se déclare. Soixante gouttes, c'est-à-dire, près de *cinq grammes* suffisent, dit l'auteur, pour assurer la guérison ; sinon on continue!..... mais soixante gouttes exigent six verres à liqueur d'eau-de-vie ! Six verres d'eau-de-vie, donnés en une heure et demie, n'amèneront-ils pas, non seulement chez les individus nerveux et sensibles, mais chez la majorité des individus, l'ivresse et tout son affreux cortège?.....

L'éther saturé de camphre, remède qui, dans ces derniers temps, a été proposé et beaucoup employé pour arrêter la carie des dents et pour cautériser le nerf dentaire, a été aussi vanté et employé de la même manière, et à la même dose, dans le traitement du choléra.

L'acétate d'ammoniaque (esprit de mindérerus), à la dose d'une cuillerée à café par tasse d'infusion aromatique, a-t-il eu, ou aura-t-il plus de succès? Hélas! j'ai expérimenté, en 1832, ce médicament, et je trouve sur mes notes de cette époque que ce remède est infidèle et souvent nuisible.

Des médecins, voyant échouer dans un grand nombre de cas ces mixtures stimulantes ou corrosives, moins audacieux que les auteurs qui les avaient conseillées, cherchèrent des remèdes parmi les narcotiques et les stupéfiants.

Les gouttes anti-cholériques de Franceschi ont pour composition les teintures d'aconit, d'opium, et l'extrait d'aloës. On administre ce remède au nombre de 10 à 30 gouttes, selon l'intensité du mal, dans une cuillerée de vin de Madère ou de café fort , et l'on répète la dose plusieurs fois par jour. Si ce remède n'avait pas en soi une vertu stupéfiante , qui portât son action sur le cerveau , le véhicule dans lequel on l'administre suffirait pour le faire proscrire. Est-il rationnel , je le demande , d'employer de semblables substances dans une maladie où le sang est altéré ou au moins fortement modifié, où la circulation est fort empêchée ?

Outre les narcotiques que nous venons de citer, l'opium a été surtout recommandé dans la période algide. Il a été administré à des doses fabuleuses, sans paraître, au rapport de ceux qui l'employaient de cette manière , avoir d'action sur l'économie animale. Pourquoi cette innocuité singulière , ou plutôt ce semblant d'innocuité? c'est que dans la période algide, l'estomac ne pouvant absorber aucune substance , reçoit le médicament qu'on lui confie comme une matière inerte. Mais lorsque la réaction commence , quand les forces vitales reprennent leur empire, quand les organes rentrent dans leurs fonctions , l'estomac, participant à ce mouvement de résurrection, qu'on me passe l'expression, absorbe la substance ingérée, la livre au torrent circulatoire, et lui permet alors de développer tous ses effets, c'est-à-dire , les accidents qu'elle entraine après elle; on n'a plus le choléra , mais on est empoisonné. De là, l'asphyxie des organes essentiels à la vie ; le coma et le délire de tant et tant de malades passant de la seconde à la troisième période de la maladie.

Les alcooliques employés comme on l'a fait et comme on le fait malheureusement encore ; les narcotiques administrés à des doses extraordinaires, produisent des congestions dans le cerveau, dans le poumon, dans les organes digestifs, et dans tous les viscères ; ils stupéfient, ébranlent le système nerveux, provoquent quelquefois l'ivresse, et entraînent après eux le délire et la mort.

Ainsi les agents thérapeutiques les plus puissants et les plus excellents, quand ils sont administrés prudemment et en connaissance de cause, deviennent entre les mains d'imprudents ou d'hommes peu expérimentés, des agents de destruction !

Le sel marin, l'eau de mer, ont paru avoir pendant quelque temps les meilleurs résultats ; mais, comme le disait le malin et spirituel professeur Boyer, il faut les employer pendant qu'ils guérissent.

L'infusion de stachys (teucrium polium) ; le mercure sous toutes les formes ; le soufre, associé au charbon et donné à petites doses, en Amérique, et à New-York, particulièrement ; le haschisch (extrait de canabis indica), ont eu leurs partisans. Ce dernier remède a trouvé dans un médecin sanitaire français au Caire, M. Vilemin, un ardent prosélyte, un zélé défenseur.

Les lavements de nitrate d'argent, ceux de tabac, de sel, d'eau de mer, ont tour-à-tour eu les honneurs, mais honneurs éphémères !

Le chloroforme était trop nouveau, trop à la mode, pour ne pas avoir aussi sa réputation de spécificité; il eut aussi ses jours de triomphe, de gloire et d'abandon.

Il en fut de même des inhalations d'éther.

Le sulfate de quinine à haute dose fut recommandé par les médecins qui considèrent le choléra comme une fièvre intermittente pernicieuse. Ce médicament que j'ai souvent employé, concurremment avec d'autres moyens, m'a quelquefois été utile; mais il est loin d'avoir l'importance qu'on a bien voulu lui donner. Souvent il est complètement sans résultat.

Quelques médecins, d'après la prétendue observation que le choléra se serait développé plus souvent dans les quartiers réputés les plus salubres des villes; que les lieux les plus élevés auraient été plus exposés à l'invasion du fléau, comme on l'a observé au fort de Bicêtre et aux forts des environs, où ce n'auraient pas été les soldats couchés dans les casemates, qui auraient été atteints, mais bien ceux logés au sommet des casernes, dans les lieux les moins exposés à l'humidité; tandis que, contrairement à toutes les prévisions de la science, les ruelles étroites, les quartiers fétides, surtout les marchés aux poissons, auraient été épargnés, ont pensé que le dégagement du gaz ammoniaque était un préservatif certain, ou un curatif assuré contre le choléra. Alors, suivant l'exemple des médecins de Londres, qui, au rapport de Bocerrhaave, conseillèrent dans une épidémie de peste d'ouvrir toutes les fosses d'aisances, mesure qui fit cesser la maladie, nos médecins

modernes ont conseillé et employé le gaz ammo-
niacal.

Un professeur à l'école de médecine du Caire (en
Egypte), Mustaphasucci, vante particulièrement
l'ammoniaque liquide. Il emploie ce remède à la
dose de 4 grammes en potion avec l'eau de menthe,
l'alcool et le nitre ; et sur une centaine de malades,
il affirme n'avoir compté aucun insuccès.

J'ai employé l'acétate d'ammoniaque, je n'en ai
obtenu aucun résultat ; quelquefois même, je l'ai
trouvé nuisible.

Enfin pour clore cette longue liste de traitements,
signalons la méthode complète des médecins
qu'on pourrait appeler gastronomes.

Le docteur Guyot force ses malades à manger,
malgré leur répugnance pour les aliments. Immé-
diatement après le repas, il leur fait prendre une
ou deux cuillerées à bouche de rhum ou d'eau-de-
vie dans une tasse de tilleul ou de thé ; ou bien si
le malade le préfère, il avale un petit verre de vin
chaud. Pendant la première journée, on insiste
sur ce traitement. A deux ou trois heures du
matin, s'il a mangé la veille à six heures du soir,
le malade sentira un embarras gastrique, des bor-
borygmes, des envies d'aller à la garde-robe ; il
faudra alors lui administrer 30 grammes de sulfate
de soude dans trois quarts de verre d'eau froide.—
A huit heures du matin, que le malade soit ou
ne soit pas allé à la garde-robe, il prendra une
bonne tasse de café au lait.—A 11 heures, il
déjeûnera.—A 6 heures, il dinera comme à l'ordi-

naire, en appuyant les repas d'un petit verre de rhum, si les envies de vomir se manifestent. Et deux ou trois jours après, on reviendra aux laxatifs.

« Ce traitement est pour le cas où l'invasion de la maladie est presqu'instantanée, où elle est la plus grave, où il y a enfin *sidération nerveuse*, c'est-à-dire anéantissement des forces physiques, pour le cas où le malade est près d'être attaqué du choléra foudroyant.

« Dans le second mode d'invasion, désigné sous le nom de cholérine, les choses ne vont pas si loin. On prend seulement 30 grammes de sulfate de soude, soit que la diarrhée existe depuis plusieurs jours ou non. On insiste toutefois, comme précédemment, sur les tisanes de tilleul, de thé, et sur l'usage des liqueurs alcooliques.

« En un mot, le traitement se résume, selon le docteur Guyot, « à expulser promptement le venin par les laxatifs, toutes les fois que sa présence se manifeste dans les entrailles ; à raffermir et au besoin *griser* le système nerveux, toutes les fois que l'orage cholérique tend à s'y déclarer. »

Un médecin distingué de l'hôpital St-Louis de Paris, le docteur Devergie, est plus raffiné dans le choix de ses remèdes. Il emploie contre la diarrhée et le vomissement, la truffe en décoction. 125 grammes de truffes coupées minces, bouillies dans l'eau pendant trois heures, donnent cinq litres de tisane. L'eau distillée de ce cryptogame, serait, suivant l'auteur, beaucoup plus énergique, et 135 grammes de cette eau administrée par cuillerées, d'heure en heure, arrêteraient le vomissement et la diarrhée chez les cholériques, dans la période la plus grave.

D'après l'aperçu que nous venons de donner de toutes ces méthodes de traitement inventées en 1849, ne sommes-nous pas en droit de déplorer l'espèce de délire qui semble s'être emparé de beaucoup d'hommes de l'art? N'est-ce pas jeter le trouble et la confusion dans l'esprit des jeunes médecins, et la défiance dans le cœur des malades? Certes, il fallait vivre à l'époque où nous sommes, pour assister à un aussi triste spectacle. Le choléra-morbus est bien une maladie terrible, épouvantable, mais précisément à cause de cela, elle exige du sang-froid et de la réflexion, de la raison et de la méditation.

Honneur, certainement, aux médecins qui, pénétrés de la sainteté de leur mission, cherchent dans les agents thérapeutiques des spécifiques à cette cruelle maladie; mais dans tous les faits que nous venons de rapporter, voit-on l'esprit philosophique et critique, présider à ces recherches? On a fait de l'empirisme, et de l'empirisme de la pire espèce. En parlant ainsi, je vais soulever contre moi des inimitiés et des haines, mais la vérité a besoin d'être dite, et dite bien haut!..

Quand nous nous sommes affranchis des recettes des anciens polypharmaques, qui allaient jusqu'à mettre dans un seul remède 75 substances, comme dans la thériaque; quand nous avons, à juste titre, jeté le ridicule sur les poudres de cloportes, de crapauds, de vipères; sur l'huile de petits chiens, de grenouilles, ou de lézards verts; sur les amulettes et sur ces mystérieux électuaires en vogue autrefois, était-ce pour restaurer l'empirisme et l'erreur ? Devions-nous remplacer des formules ridicules, mais au moins inoffensives, par des formules prétentieuses et trop souvent nuisibles ? Mettons donc de côté tous ces élixirs, toutes ces gouttes, toutes ces mixtures, tous ces prétendus calmants; reléguons dans l'oubli ces remèdes réputés infaillibles, qui, à eux seuls, ont fait peut-être plus de victimes que n'en aurait fait la maladie abandonnée à elle-même. Renonçons d'autant plus vîte à toutes ces panacées qui ne guérissent, quand elles guérissent, que par accident, qu'elles feraient douter de la puissance de l'art et de la sagesse des hommes qui l'exercent. Revenons-en au traitement rationnel, celui que nous inspirent l'observation, la méditation et l'expérience....

§ IV.

TRAITEMENT.

En fait de choléra, comme en fait de toute autre affection morbide, il faut tenir compte de tant de circonstances particulières, entrer dans tant de considérations, qu'indiquer un traitement exclusif, c'est tomber dans une erreur profonde et se perdre dans un gouffre sans fonds. Il est aussi dangereux, je dirai même aussi absurde de conseiller d'une manière absolue, le traitement excitant, tel qu'on le pratique en 1849, qu'il était ridicule en 1832, de conseiller de la même manière le traitement anti-phlogistique.

Par les deux méthodes, on obtient, il est vrai, des guérisons, mais on compte aussi bien des revers.

Chez les cholériques jeunes, vigoureux, sanguins, le traitement anti-phlogistique, préconisé par Broussais, réussissait, et il m'a réussi un grand nombre de fois; au contraire, il échouait chez les malades où le traitement de M. Magendie était couronné du plus heureux succès.

Employer un traitement spécial, à l'exclusion de tous les autres, c'est donner le spectacle le plus attristant, et cela sans aucun profit pour la science ou pour les malades. C'est plonger le monde médical dans l'anarchie la plus complète; c'est faire de tous les prétendus spécifiques qui n'existent que dans l'imagination de leurs prôneurs ou de leurs inventeurs, impuissants qu'ils sont contre une maladie qui renverse, il faut bien l'avouer, les théories et les prévisions de la science médicale, une panacée universelle! La science a ses limites, et si le médecin n'a pas toujours le pouvoir d'empêcher l'homme de payer le tribut à la nature, il a au moins, dans beaucoup de circonstances, la puissance de guérir un grand nombre de maladies.

3

Première Période.

Au commencement de ce travail, nous avons dit
que le choléra-morbus pouvait se déclarer soit
avec des symptômes précurseurs, soit d'emblée et
sans préludes. Le traitement doit donc suivre la
marche de la maladie, et varier suivant ses périodes.

En temps d'épidémie, avons-nous dit encore,
tous les individus ressentant plus ou moins l'influence morbide, doivent tous être attentifs aux
malaises et aux indispositions qu'ils éprouvent.
Lorsqu'un individu va être frappé du choléra, il
est soumis en général à des malaises. Il éprouve
de la faiblesse par tout le corps, des pesanteurs ou
des douleurs de tête, de la difficulté à respirer, de
l'anxiété, ou de l'étouffement. Il a de l'inappétence
pour les aliments, ou bien il perd complètement
l'appétit. Quelques douleurs dans le ventre, des
gargouillements dans les intestins se joignent aux
symptômes précédents; et le dévoiement, le vomissement ou simplement des envies de vomir, ne
tardent pas à se manifester. Dans cette période qui
est celle d'invasion, le pouls est plein, fort, vibrant, la peau chaude, la transpiration abondante,
il faut alors prendre les précautions pour enrayer
tous les symptômes, car leur ensemble constitue la
cholérine. Si le sujet que vous avez devant les yeux
est jeune, fort, et pléthorique, n'hésitez pas, ainsi
que je l'ai fait des centaines de fois en 1832, à
ouvrir la veine du bras, faites une petite saignée

pour empêcher l'engorgement des vaisseaux ou l'asphyxie consécutive.

Si, au contraire, le sujet est vieux, faible ou débile, l'emploi des infusions aromatiques, de thé, de tilleul, de camomille, de menthe et de café, sera suivi des plus heureux résultats.

Si le malade est d'un tempérament bilieux, ou bien s'il est gras, mou, si la langue est blanche, couverte d'un enduit épais, ou bien si elle est décolorée ainsi qu'on l'observe très-souvent, donnez, comme je l'ai fait dans beaucoup de cas, deux grammes (36 grains) d'ipécacuanha en poudre dans trois verres d'eau tiède, à un quart d'heure d'intervalle. Si ces symptômes persistent sans s'aggraver, répétez ce médicament et donnez pendant deux ou trois jours de suite, le matin à jeûn, un ou deux verres d'eau de sedlitz, ou bien un ou deux grammes de rhubarbe de chine en poudre dans une cuillerée de bouillon ou d'eau sucrée. Quand l'effet purgatif ou vomitif a cessé, faites boire au malade quelques tasses d'infusion de fleurs de tilleul et de feuilles d'oranger, de l'infusion de fleurs de violettes, ou même de l'eau sucrée.

En même temps et pour tous les tempéraments, on fera prendre un bain de pieds très-chaud, de 5 ou 6 minutes de durée. Si le malade se met au lit, s'il ressent quelques douleurs dans le ventre ou dans la région de l'estomac, on appliquera sur ces parties de larges cataplasmes de farine de graine de lin, ou de mie de pain bouillie. Les douleurs étant vives, on arrosera les cataplasmes avec 20 ou 30 gouttes de laudanum.

Si la diarrhée s'étant manifestée, les selles sont stercorales et jaunâtres, si elles augmentent en fréquence et en intensité, tous les autres symptômes restant stationnaires, ajoutez aux moyens précédemment indiqués, des quarts de lavements d'eau de guimauve ou de mauve, dans lesquels vous aurez délayé une ou deux cuillerées à soupe d'amidon, et 10 à 12 gouttes de laudanum de sydenham. Alternez les boissons avec l'eau de riz édulcorée avec le sirop de coings ou le sirop de sorbes.

Ces moyens simples, faciles à mettre en usage, employés pendant deux ou trois jours, joints à un régime alimentaire doux, et au calme parfait de l'âme, seront suffisants, dans la plus grande majorité des cas, pour enrayer la maladie et pour faire renaître la santé.

Deuxième période.

Que si, au contraire, les symptômes précédemment décrits augmentent ou changent, la maladie est en progrès et passe à la seconde période. La peau, de chaude et brûlante qu'elle était, devient froide et glacée. Le pouls est petit et misérable; les yeux enfoncés dans leurs orbites sont entourés d'un cercle bleuâtre; le nez est effilé; la langue froide est décolorée; l'haleine glacée; la voix se voile ou s'éteint. Le visage prend alors cette expression caractéristique qu'il n'est plus possible d'oublier , quand on l'a observée une fois. La peau des mains et des pieds est raccornie comme dans la macération ou comme au sortir d'un bain. Les plis qu'on y fait restent longtemps sans se déformer ; et la poitrine ou l'estomac sont le siége de violentes douleurs. Si la diarrhée plus intense que dans la période précédente devient inodore, blanchâtre , floconneuse, offrant de la ressemblance avec de l'eau-de-riz ou avec du petit lait non clarifié; si les vomissements plus fréquents participent du même caractère; si les urines sont supprimées, si les douleurs de reins sont violentes , et si les crampes viennent torturer de leurs affreuses contractions les muscles des mollets, des pieds ou des mains ; vous avez affaire au véritable choléra-morbus asiatique. Vous avez affaire à la seconde période de la maladie, à la *période algide.*

Heureux alors si vous pouvez avoir le secours du médecin ; car il n'y aura pas de temps à perdre pour s'opposer à la réfrigération, à l'embarras de la circulation, à l'asphyxie et aux symptômes nerveux qui se joignent assez souvent à ces accidents déjà si formidables. Dès-lors, agissez promptement et énergiquement.

Contre le refroidissement. Mettez le long du corps du malade des bouteilles de grès remplies d'eau chaude, ou des sacs remplis de cendres ou de sable chauffés. Appliquez sur les extrémités des sinapismes (farine de moutarde , délayée dans du vinaigre) très-actifs; promenez-les sur les membres;

faites en même temps des frictions avec un morceau de drap ou de flanelle imbibé d'un liniment composé de :

Alcool camphré. . . . .   100 grammes.
Laudanum de Sydenham. . . .   25
Essence de camomille.   2
Mêlez.

Je proscris l'éther et l'ammoniaque en frictions, car ces substances étant très-volatiles, enlèvent à la peau une très-grande quantité de calorique ; elles retardent ainsi la calorification qu'on cherche à obtenir.

Quand on opère dans une ville et qu'on peut employer les bains de vapeurs, il faut les mettre en usage; mais ce moyen est exceptionnel.

Les frictions faites sur l'épine du dos avec la teinture de cantharides sont un excellent moyen ; il ne faut pourtant pas en abuser, à cause des accidents consécutifs.

En même temps, on administre à l'intérieur, si l'estomac ne la rejette pas, une cuillerée, tous les quarts d'heure, d'une potion composée de:

Infusion de fleurs de tilleul. . .   125 grammes 4 onces.
Eau de fleur d'oranger.   8   2 gros.
Laudanum de Sydenham., depuis 15 gouttes jusqu'à 2 grammes.
Sirop d'éther. . . . .   30 grammes (1 once).
Mêlez.

Si les vomissements ne sont pas calmés par cette potion, dans l'emploi de laquelle il faut s'obstiner, il faut concurremment donner au malade de petits morceaux de glace, ou quelques cuillerées d'eau glacée.

Si le malade est fort et pléthorique, s'il est jeune et sanguin, n'hésitez pas à faire une saignée du bras, ainsi que je l'ai pratiqué un grand nombre de fois; car la chaleur s'étant retirée de la périphérie du corps, assiège, pour ainsi dire, tous les organes internes, et produit leur asphyxie. Si le sang coule, vous le trouverez décomposé, noir comme s'il était teint avec de la cochenille. Il est épais, huileux. S'il ne coule pas, mettez le bras du malade dans de l'eau chaude, malaxez-le, comprimez-le pour obtenir le sang que vous voulez. Si vos efforts sont inutiles, appliquez sur l'épigastre (creux de l'estomac) 12 ou 15 sangsues, et ne craignez pas de les laisser se gorger, si toutefois elles ne meurent pas sur la place.

J'ai, pour conseiller cette méthode de traitement, mon expérience personnelle. Pendant les six semaines, qu'en 1832, je suis resté à Meaux (à voir de 150 à 200 malades par jour), j'ai pu apprécier l'avantage des émissions sanguines qui débarrassent les vaisseaux de la circulation, et qui empêchent, dans la période qui suit, l'asphyxie des organes.

Si le malade est faible et lymphatique, ne saignez pas, n'appliquez pas de sangsues, donnez au contraire, suivant la méthode de M. Magendie, quelques cuillerées de punch, ou mieux d'une potion composée de :

Infusion de menthe. . . . . . . 125 grammes.

Alcoolat de mélisse. 8

Sirop de quinquina. . . . . . . ⎫
— d'éther. . . . . ⎭ à 25 grammes.

Laudanum de Sydenham. . . 10 gouttes.

A prendre par cuillerée, de demi-heure en demi-heure.

Quand les vomissements sont le symptôme prédominant, quand ils ne laissent au malade, ni trève ni repos, on doit insister sur la potion indiquée la première; on doit revenir à la charge, bien qu'elle soit vomie, et ne pas négliger la glace, l'eau glacée, l'eau de Seltz, la limonade gazeuse, et même le vin de Champagne frappé. Ces moyens réussissent dans la majorité des cas.

Le vomissement persistant, donnez la potion suivante :

Acide citrique. . . . . 2 grammes.

Sirop de sucre. . . . . 25 grammes.

Bi-carbonate de potasse. . . . . 2 grammes.

Eau. . . . . 120 grammes.

On fera dissoudre l'acide citrique dans la moitié de l'eau, on ajoute le sirop : on dissout d'autre part dans l'autre moitié d'eau le bi-carbonate de potasse, et on administre successivement une cuillerée d'une dissolution, et une cuillerée de l'autre, car ce mélange produit une effervescence due au dégagement du gaz acide carbonique.

Concurremment avec ces moyens, on fera, ainsi que je l'ai fait dans un grand nombre de circonstances, des applications de sinapismes au creux de l'estomac, surtout si les douleurs sont violentes, et quand ces sinapismes auront rougi la peau, on les remplacera par un vésicatoire camphré.

Dans ces derniers temps, M. Fouquier, médecin à la Charité de Paris, a prescrit contre les vomisse-ments opiniâtres, le sel marin en potion :

Potion gommeuse . . . . 120 grammes.
Sel marin. . . . . 12 grammes.
A prendre par cuillerée, de quart d'heure en quart d'heure.

La solution de nitrate d'argent (pierre infernale), a aussi été conseillée dans ces cas; j'ai parlé précé-demment de ce moyen auquel je n'accorde pas grande confiance.

Le dévoiement est avec le vomissement un des symptômes le plus persistant. Il fatigue, il épuise bien vite le malade, il réclame aussi l'attention du médecin, et l'emploi de certains médicaments spé-ciaux. Si malgré la médication que nous venons de faire connaître, il était toujours fréquent et tou-jours intense, on ajouterait aux remèdes précé-demment recommandés, les boissons d'eau de riz édulcorées avec le sirop de coings, le sirop de sorbes; on pourrait même ajouter à ces boissons quelques gouttes de teinture de ratanhia. L'eau froide dans laquelle on aurait battu trois ou quatre blancs d'œufs par pinte, administrée en quarts de lavement; l'eau de guimauve dans laquelle on au-rait délayé une cuillerée d'amidon et mis quelques gouttes de laudanum, ainsi que nous l'avons con-seillé dans la première période de la maladie, pourraient avoir les meilleurs effets. Les lavements avec l'eau salée devront aussi être essayés.

Si, comme nous l'avons déjà dit, la langue annonce un embarras saburral de l'estomac, il ne faut pas hésiter plus longtemps à donner l'ipécacuanha, car ce médicament agira dans ce cas d'une manière heureuse, et pour diminuer la diarrhée, et pour diminuer les vomissements; il faut aussi donner quelques verres d'eau de Sedlitz.

Le dévoiement persistant malgré tous ces moyens, c'est au médecin à chercher dans la matière médicale le remède efficace. Il emploiera la thériaque, le diascordium, la conserve de cynorrhodons. J'ai employé très-souvent dans ma pratique le sirop de sorbes par petites cuillerées à café (ou la décoction de ce fruit), et j'en ai obtenu d'excellents résultats.

Enfin le lavement conseillé par M. le professeur Rostan a souvent, sous mes yeux, triomphé des diarrhées les plus opiniâtres. Il est composé de :

Décoction de riz . . . . 500 grammes.
Gomme arabique pulv. . . 2 »
Gomme adragante pulv. . 1 »
Amidon . . . . 1 ou 2 pincées.
Laudanum de Sydenham. . 20 gouttes.
A prendre par quart de lavement toutes les six heures.

Les spasmes et contractions musculaires connus sous le nom de *crampes*, qui dans l'épidémie de 1832, ne manquaient jamais, manquent assez souvent dans l'épidémie de 1849. Lorsque ce cruel symptôme se manifeste, il cause des douleurs qui arrachent des cris même aux plus courageux. Les

doigts des pieds et des mains, les jambes ou les
autres parties du corps peuvent être le siége de ces
atroces douleurs; il faut alors frictionner ces parties avec de la flanelle sèche, ou imbibée d'alcool
camphré, d'essence de térébenthine, ou de laudanum. Il faut y tenir appliqués constamment des
cataplasmes de mauve, de farine de graine de lin
arrosés de laudanum. On pourra faire, suivant le
conseil du docteur Larroque, des applications de
compresses imbibées de chloroforme, sur le membre torturé, ou sur la colonne vertébrale; mais
comme le chloroforme n'est pas accessible à toutes
les fortunes et n'est pas répandu partout, on le
remplacera par le liniment suivant :

> Huile de camomille . . . .   60 grammes.
> Laudanum de Sydenham. . ⎫
> Teinture de belladone . . . ⎭ 8   »

Pour faire les frictions, on aura soin de passer
les mains sous les couvertures pour ne pas refroidir
le corps du malade déjà trop refroidi.

J'ai employé quelquefois les frictions avec la
pommade mercurielle; elles ne m'ont pas toujours
donné le résultat que souvent on a bien voulu leur
accorder.

Quant aux frictions avec la glace pilée, je ne les
ai pas employées, je les crois d'une application difficile à cause de l'humidité qu'elles procurent, et
du bain glacé qu'elles produisent par la fonte.

Enfin un médecin, M. de Burq, a inventé dans
ces derniers temps tout un système d'armatures
métalliques qu'il applique soit sur tout un membre,

soit sur une partie quelconque. Ces armatures ne sont ni faciles à se procurer, ni commodes à appliquer. Il faut donc les reléguer dans l'arsenal médical, et les citer ici pour mémoire seulement.

L'éther et le chloroforme étaient trop nouveaux, trop à la mode comme moyens anasthésiques, pour ne pas jouer un rôle important contre les crampes des cholériques ; aussi ont-ils été employés. Ils ont eu les succès qu'on en attendait ; malheureusement le malade était à peine sorti de l'état d'insensibilité produit par ces substances, qu'il était de nouveau torturé par les douleurs. Il fallut donc abandonner les inhalations d'éther ou de chloroforme.

La suppression d'urine et les douleurs de reins qui se manifestent très-souvent dans le choléra, n'exigent aucun moyen particulier. Elles cèdent au traitement général et aux moyens que nous venons d'indiquer.

Troisième Période.

Lorsque le traitement que nous venons de faire connaître et de développer longuement, a quelque succès, le malade se sent revenir peu à peu à la vie. Ce cadavre naguère froid et glacé, recouvre un peu de chaleur. Les yeux ternes et voilés reprennent de l'éclat et de la vivacité. La peau se réchauffe; le pouls se relève ; les traits du visage sont moins

tirés ; le cœur bat avec plus de force et plus de
régularité ; une véritable résurrection des forces
vitales s'opère enfin.

Cette nouvelle phase de la maladie est désignée
sous le nom de période de réaction. Elle est généralement d'un bon augure. Elle est la première
chance favorable du retour à la santé ; elle est le
premier degré de la convalescence. Quelquefois,
cependant, elle offre encore de véritables dangers,
surtout si le traitement n'a pas été convenablement
dirigé dans les périodes précédentes. Au milieu
de la plus douce quiétude, nous avons vu des
malades pris de symptômes terribles, et succomber
en peu de temps.

D'où venaient ces cruelles déceptions? Hélas,
trop souvent de l'abus des substances excitantes,
stimulantes ou narcotiques, employées dans la
période précédente. C'est parmi les cholériques
traités par les alcooliques et les narcotiques à haute
dose, qu'on a compté le plus de décès dans la période qui nous occupe. Que se passe-t-il donc quand
la réaction s'opère ? le voilà : les forces vitales
naguères suspendues, ou au moins fort affaiblies,
reprennent une puissance d'autant plus grande
qu'elles ont été plus comprimées. Elles font explo-
sion, qu'on me passe l'expression, du centre à la
circonférence du corps. C'est l'effet d'un ressort
puissant débarrassé brusquement du poids qui le
presse, et qui se détend violemment. Le sang épais,
huileux, contenu dans les vaisseaux qui n'avaient
plus d'action sur lui, acquiert plus de fluidité ;

l'innervation, tout à l'heure presqu'anéantie, entre dans sa force et dans sa puissance, en manifestant par des symptômes violents son énergie nouvelle. Le visage du malade devient rouge, violet ou bleu, les yeux s'injectent de sang; ils sont brillants, étincelants. L'haleine, de glacée qu'elle était, il n'y a qu'un instant, est sèche et brûlante. Le cœur bat violemment, et les vaisseaux tendus et gorgés de sang apparaissent en saillie sur la peau. Alors si l'on perd du temps, la réaction sera trop forte; le malade s'il meurt ne mourra pas du choléra, mais bien d'apoplexie ou d'asphyxie.

Dans ce cas, si la congestion est générale, ouvrez largement la veine du bras, faites une copieuse saignée. Si la congestion est au cerveau, mettez aux apophyses mastoïdes (derrière les oreilles), dix ou douze sangsues. Appliquez sur les cuisses des sinapismes, des vésicatoires, des ventouses sèches ou scarrifiées; agissez en un mot comme vous agiriez dans une asphyxie. Mais, et j'insiste sur ce point, gardez-vous bien des toniques, des excitants et des alcooliques, surtout si vous les avez administrés dans la période précédente; car ils étourdissent la vie, ils grisent, pour me servir de l'expression d'un médecin, le système nerveux; ils entraînent après eux, le coma, la stupeur, le délire et la mort.

Les tisanes douces, mucilagineuses et rafraichissantes, l'eau de gomme, l'infusion de fleurs de guimauve, de mauve ou de violettes, trouveront ici leur emploi. Les lavements simples ou mucilagineux, détruiront à eux seuls la constipation qui succède quelquefois à la diarrhée chez les cholériques. Que si la période de réaction arrive lentement, graduellement et modérément; si elle n'est accompagnée d'aucun symptôme de stupeur ou d'asphyxie, d'aucune congestion des organes, restez spectateur de cet effort de la nature. Assistez à tous ses mouvements salutaires, favorisez-les même, s'ils sont trop faibles ou stationnaires, et bornez-vous à administrer quelques boissons chaudes d'infusions légères de thé, de tilleul, ou même de mélisse. Faites quelques frictions sèches ou alcooliques sur les membres, sur le thorax, sur l épine dorsale, mais ne précipitez rien; n'entravez pas, par trop de zèle et trop d'impatience, les efforts de la nature.

Quand les choses se passent régulièrement, on peut dès à présent permettre au malade quelques aliments. Les consommés, la gelée de viande, le blanc-manger, pris en petite quantité, seront utiles pour réparer les forces affaiblies outre mesure par les déjections alvines et par les vomissements. Chaque jour, le mieux se soutenant, on permettra de nouveaux aliments, et l'on verra bientôt le malade revenir à la santé parfaite.

Ici se borne le traitement d'une maladie qui, plus que toute autre, exige de l'observation, du sang-froid et de la promptitude dans l'exécution ; d'une maladie contre laquelle, répétons-le bien haut, il n'existe jusqu'à présent, ni spécifique ni remède sûr et infaillible; contre laquelle viennent échouer toutes ces panacées vantées avec tant de bruit, et annoncées avec tant de fracas; d'une maladie enfin, qui, dans un grand nombre de circonstances, renverse toutes les prévisions de la science, mais qui, néanmoins, est souvent enrayée et guérie par des soins bien entendus et bien dirigés.

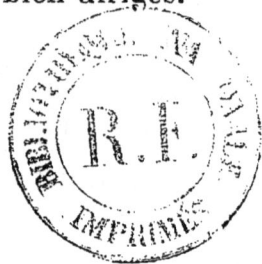